AF252004

Sirtfood-Diät-Rezepte

Ein Kompletter Sirtfood-Diät-Leitfaden Mit Leckeren Rezepten Zur Verwendung Von Skinny Gene, Um Ihren Körper Zu Heilen & Leicht Fett Zu Verbrennen Für Schnellen Gewichtsverlust

Tracy Evans - Lena Mayers

Hinweis auf den Haftungsausschluss:

Bitte beachten Sie, dass die in diesem Dokument enthaltenen Informationen nur zu Bildungs- und Unterhaltungszwecken dienen. Alle Anstrengungen wurden unternommen, um genaue, aktuelle und zuverlässige und vollständige Informationen zu präsentieren. Es werden keine Garantien jeglicher Art erklärt oder impliziert. Die Leser erkennen an, dass der Autor sich nicht an der rechtlichen, finanziellen, medizinischen oder professionellen Beratung beteiligt. Der Inhalt dieses Buches wurde aus verschiedenen Quellen abgeleitet. Bitte wenden Sie sich an einen lizenzierten Fachmann, bevor Sie die in diesem Buch beschriebenen Techniken ausprobieren.

Mit der Lektüre dieses Dokuments erklärt sich der Leser damit einverstanden, dass der Autor unter keinen Umständen für direkte oder indirekte Verluste verantwortlich ist, die durch die Verwendung der in diesem Dokument enthaltenen

Informationen entstehen, einschließlich, aber nicht beschränkt

auf Fehler, Auslassungen oder Ungenauigkeiten.

5

Inhaltsverzeichnis

Einleitung

Vielen Dank für den Kauf erstaunliche *Sirtfood-Diät-Rezepte: Ein Kompletter Sirtfood-Diät-Leitfaden Mit Leckeren Rezepten Zur Verwendung Von Skinny Gene, Um Ihren Körper Zu Heilen & Leicht Fett Zu Verbrennen Für Schnellen Gewichtsverlust*

Während die erste Phase der Sirtfood-Diät ist ziemlich kalorienarm und ernährungsphysiologisch unzureichend, angesichts der begrenzten Dauer der Ernährung, gibt es keine klaren Sicherheitsrisiken für den typischen gesunden Erwachsenen.

Jedoch, Kalorienrestriktion und Saft-only-Aufnahme für die ersten paar Tage der Ernährung für Menschen mit Diabetes wird unsichere Veränderungen im Blutzuckerspiegel verursachen.

Selbst eine stabile Person wird schließlich solche Nebenwirkungen erleben, vor allem Hunger.

Der Versuch, nur die 1.000 bis 1.500 Kalorien pro Tag zu

essen, wird Sie nur hungrig machen, vor allem, wenn

fettarmer Saft, ein Nährstoff, der Ihnen hilft, sich satt zu

fühlen, viel von dem ist, was Sie trinken.

Während der ersten Phase werden zusätzliche

Nebenwirkungen auftreten, wie Bedienfähigkeit, Reizbarkeit

und Müdigkeit aufgrund von Ernährungsänderungen.

Für einen ansonsten gesunden Patienten sind

schwerwiegende gesundheitliche Folgen unwahrscheinlich,

wenn die Ernährung nur drei Wochen lang beobachtet wird.

Nahrhafte Lebensmittel, aber keine gesunden

Essgewohnheiten, werden mit der Sirtfood-Diät verpackt.

Es ist nicht zu berichten, dass es auf umfangreichen

Extrapolationen seiner Theorien und gesundheitlichen

Argumente aus vorläufigen wissenschaftlichen Erkenntnissen

basiert.

Jedoch, Akkumulatierung einige der Sirtfoods auf Diät ist

nicht schlecht und kann sogar einige gesundheitliche Vorteile haben; Ernährung selbst scheint nur ein weiterer Trend zu sein.

Sparen Sie Ihr Geld und schaffen Sie es auf lange Sicht nicht, einen gesunden Lebensstil zu verbessern.

Wenn Sie eine andere und ausgewogene Ernährung folgen, ist es kein Problem. Ich schlage stark und verzweifelt einige Fitness und Sport zur gleichen Zeit! Also, Sie müssen nicht jeden Tag in eine Sportklasse, einen Kletterclub oder ein Fitnessstudio gehen, wie ich es tue, aber es ist sehr gut, täglich zu trainieren oder drei oder vier Tage in der Woche zu laufen, nicht nur, um Gewicht zu verlieren, sondern auch für Ihre Knochen und Gelenke und Zyklus. Sie können die Strategie auch mehrmals replizieren. Das bedeutet, dass Sie es einmal durchgehen können, nehmen Sie ein paar Wochen frei, und dann gehen Sie durch die Diät wieder.

Frühstücksrezepte

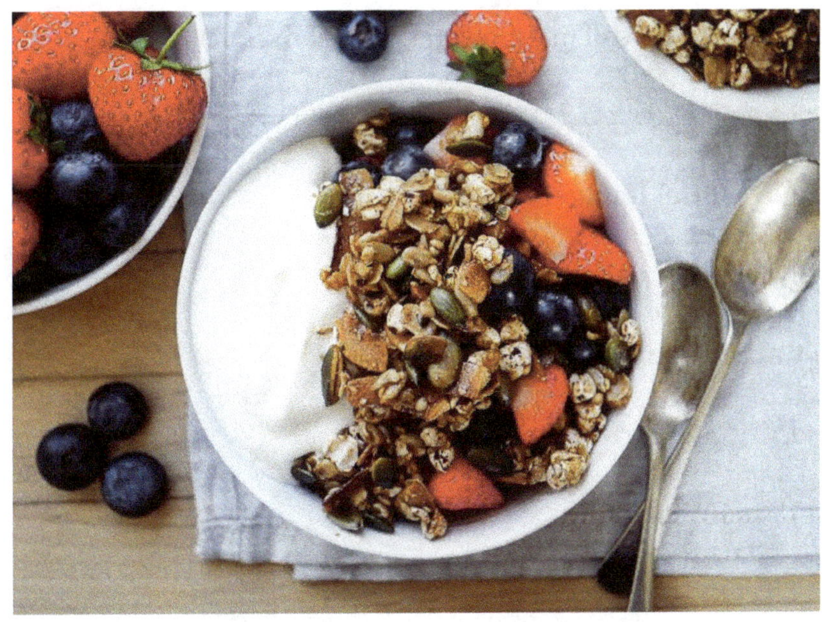

Rindfleisch-Burger mit Süßkartoffel-Fritten

(Portion: 1 Kochzeit: 40 Minuten, Schwierigkeit: Normal)

Zutaten:

- 125 g mageres Hackfleisch (5 Prozent Fett)

- 15 g rote Zwiebel, fein gehackt

- 1 Teelöffel fein gehackte Petersilie

- 1 Teelöffel natives Olivenöl extra

Für die Pommes:

- 150 g Süßkartoffeln

- 1 Teelöffel natives Olivenöl extra

- 1 Teelöffel getrockneter Rosmarin

- 1 Knoblauchzehe, ungeschält

Zum Servieren:

- 10 g Cheddar-Käse, in Scheiben geschnitten oder gerieben

- 150 g rote Zwiebel, in Ringe geschnitten 30 g Tomaten,

- 10 g Rakete 1 Gurke (optional)

Anweisungen:

1. Erhitzen Sie bis zu 220 ° C / Gas im Ofen. 7. Als nächstes machen Sie die Pommes. Die Süßkartoffel schälen und in 1 cm dicke Pommes frites schneiden. Mischen Sie sie mit dem Olivenöl, dem Rosmarin und den Knoblauchzehen.

2. Legen Sie sie auf ein Backblech und kochen bis knusprig, für 30 Minuten. Zwiebel und Petersilie mit dem Hackfleisch für den Burger verrühren. Wenn Sie Ausstecher haben, sollten Sie den größten Ausstecher im Paket verwenden, um Ihren Burger zu formen. Ansonsten, um einen Klang zu machen, auch Kuchen, verwenden Sie Ihre Hände.

3. Eine Pfanne bei mittlerer Hitze erhitzen, das Olivenöl dazugeben und auf eine Seite der Pfanne den Burger und auf der anderen die Zwiebelringe aufstellen. Kochen Sie den Burger auf jeder Seite für 6 Minuten, um sicherzustellen, dass es gekocht wird. Zum Geschmack die Zwiebelringe kochen.

4. Gießen Sie den Käse und die rote Zwiebel oben auf, wenn der Burger gegrillt wird und legen Sie sie für eine Minute in den heißen Ofen, um den Käse zu schmelzen.

5. Nehmen Sie die Tomaten, Rucola und Gurken und legen Sie oben. Mit den Pommes servieren.

Ei-Casserole

(Portion: 6, Kochzeit: 40 Minuten, Schwierigkeit: Normal)

Zutaten:

• Eier – 10

• Frühstückswurst – 1 Pfund

• Knopfpilze, in Scheiben geschnitten – 2 Tassen

• Roma-Tomaten, gesät und gewürfelt – 3

• Rote Zwiebel, in dünne Scheiben geschnitten – 1

• Kale, gehackt – 2 Tassen

• Basilikum, gehackt – 1 Esslöffel

• Petersilie, gehackt – 2 Esslöffel

• Meersalz – 1,5 Teelöffel

Anweisungen:

1. Stellen Sie den Ofen auf dreihundert (300 Grad Fahrenheit) und bereiten Sie eine dreizehn Zoll von neun Zoll Backform.

2. Ihre Frühstückswurst, wenn gründlich fertig, abtropfen lassen jedes zusätzliche Fett in einer Pfanne über mittelhoch braun.

3. Die Pilze mit der Frühstückswurst in die Pfanne geben, so dass sie etwa fünf bis sieben Minuten saute, bis sie zart sind. Das restliche Gemüse und Meersalz dazugeben und weitere zwei bis drei Minuten köcheln lassen, bis es nur leicht zart ist.

4. In die vorbereitete Pfanne die Gemüsewurstmischung bewegen.

5. In einer kompletten Tasse die Eier zusammenrühren und die Weißen gründlich in die Eigelbe hineinbringen. Für etwa fünfundzwanzig bis dreißig Minuten die Eier über die Frühstückswurst gießen, das Gemüse mischen und dann in den Ofen geben, um es zu rösten, bis es durchgegart ist.

Kale und Butternut Schalen

(Portion: 4, Kochzeit: 60 Minuten, Schwierigkeit: Normal)

Zutaten:

• Rote Zwiebel, gewürfelt – 1

• Butternuss-Kürbis, Samen entfernt und in Viertel geschnitten
– 1

• Kale, gehackt – 3 Tassen

• Knoblauch, Hackfleisch – 2 Nelken

• Extra natives Olivenöl – 1 Esslöffel

• Oregano, getrocknet – 1 Teelöffel

• Zimt - .25 Teelöffel

• Kurkuma Pulver - .5 Teelöffel

• Meersalz – 1 Teelöffel

• Avocado, in Scheiben geschnitten – 1 Eier – 4

• Petersilie, gehackt - .25 Tasse

• Schwarzer Pfeffer, gemahlen - .25 Teelöffel

Anweisungen:

1. Stellen Sie den Ofen auf vierhundertzwanzig Grad Fahrenheit. Legen Sie den Butternusskürbis kopfüber auf eine Pfanne, so dass die Seite der Haut nach oben zeigt. Den Butternusskürbis etwa fünfundzwanzig bis dreißig Minuten braten, bis das Schweinefleisch zart ist.

2. Lassen Sie den Butternuss-Kürbis so abkühlen, dass er leicht zu berühren ist, und schälen Sie dann Ihre Hände vom Fleisch ab. Den Butternusskürbis in mundgerechte Würfel brechen.

3. Erhitzen Sie das native Olivenöl extra über ein moderates Medium - hohe Hitze Pfanne und sautieren Sie die Zwiebel für etwa fünf Minuten, bis es durchscheinend ist. Den Grünkohl, den Knoblauch und die Gewürze verbinden und köcheln lassen, bis der Grünkohl welkt. In den Butternuss-Kürbis geben.

4. Teilen Sie die Pfannenmischung in vier Servierschüsseln und beenden Sie jede mit Ihrem Lieblings-Spiegelei, in Scheiben geschnittene Avocado und Petersilie.

Apfelpfannkuchen mit Johannisbeerkompott

(Portion: 4 Kochzeit: 15 Minuten, Schwierigkeit: Normal)

337 Kalorien

Zutaten:

• 75 g Brei 125 g Mehl

• 1 Teelöffel Backpulver

• 2 EL Puderzucker

• Pinch von Salz

• 2 Äpfel, geschält, entsteint und in kleine Stücke geschnitten

• 300 ml Magermilch

• 2 Eiweiße

• 2 Teelöffel leichtes Olivenöl

Für das Kompott:

• 120 g schwarze Johannisbeeren, gewaschen und Stiele

entfernt

• 2 EL Puderzucker

• 3 Esslöffel Wasser

Anweisungen:

1. Machen Sie zuerst das Kompott. In einer kleinen Pfanne die schwarzen Johannisbeeren, Zucker und Wasser hinzufügen. 10-15 Minuten zum Kochen bringen und kochen lassen.

2. In eine große Schüssel Hafer, Mehl, Backpulver, Puderzucker und Salz geben und gut kombinieren. Den Apfel einrühren und die Milch nacheinander rühren, bis sie eine glatte Mischung bildet. Mit dem Eiweiß steif rühren und in den Pfannkuchenteig falten. Schieben Sie den Teig zu einem Catcher.

3. Erhitzen Sie einen halben Teelöffel Öl bei mittlerer bis hoher Hitze in einer Antihaftpfanne und werfen Sie etwa ein Viertel des Teigs ein. Kochen Sie auf beiden Seiten bis goldbraun.

4. Um vier Pfannkuchen zu erstellen, löschen und wiederholen. Das Kompott mit den niesenden schwarzen Johannisbeerpfannkuchen servieren.

Rohes Frühstück mit dem Frühstück

(Sérrving 4, Cék Zeit: 20 Minuten, Schwierigkeit: Normal)

Ingrédi-nt:

- 2 „r-Groschen von Buchweizen, getränkt, gespült und entwässert

- 1 Tasse Milch

- Vierteltasse M-L-Sirup

- 1 t'n 'inn'm'n

- 1 ausgehöhlter Extrakt aus der Vanille, ausgehöhlt

- Ein Esslöffel zerkleinerte Fl-x-M-L

- 1 „„"

Anweisungen:

1. In der Küchenmaschine, setzen Sie die Buchweizen grübelt & Puls einige Male zu brechen. Ahornsirup, Mandelmilch, Vanillebohne, Zimt, Meersalz und Flachs werden aufgetragen und verfeinert, bis die Mischung glatt ist (aber mit etwas Resttextur).

2. Pulsieren und ändern Sie die Gewürze im Kokon. Den Brei in vier Schüsseln teilen und mit gehackten Mandeln, frischen Beeren oder in Scheiben geschnittenen Bananen servieren.

Dator Walnuss BuchweizenBrei mit Erdbeeren

(Portion: 1 Kochzeit: 15 Minuten, Schwierigkeit: Normal)

Zutaten:

- 200 ml Milch oder milchfreie Alternative

- 1 gehacktes Medjool-Datum

- 35 g Buchweizenflocken

- 1 Teelöffel Walnussbutter oder 4 gehackte Walnusshälften

- 50 g geschälte Erdbeeren

Anweisungen:

1. Fügen Sie Milch und Datum in einer Pfanne, erhitzen Sie leicht, und fügen Sie die Flocken von Buchweizen und kochen, bis der Brei hat die Konsistenz, die Sie mögen. Die Walnussbutter oder Walnüsse unterrühren, bedecken und mit den Erdbeeren genießen.

Das Ei-Scramble von R'd Péd

(Portionen: 1 C-k Zeit: 20 Minuten, Schwierigkeit: Normal)

Zutaten:

•2 L-G-Eier

•1 l'rg' 'gg weiß (Oder 'mit the tw' wh'l' 'gg'nd u'nd u'5 'gg'
whit' whit' fett)

•3/4 'u'h'd r'll'r

•1/3 "

•2 t. Éliv-Il

•1/4 Tasse geriebener Käse (optional)

Anweisungen:

1. Zwiebel und Paprika im Olivenöl in einer Pfanne anbraten,
bis sie zu erweichen scheinen.

2. Das Ei anbringen und ständig bestreuen, bis die Eier
gerührt sind. Rühren Sie nur nach der Einnahme der Pfanne
aus der Hitze, wenn Sie Parmesan verwenden.

Lachstartar mit Rocketsalat

(Portion: 1 Kochzeit: 35 Minuten, Schwierigkeit: Normal)

Zutaten:

•125 g hautloses Lachsfilet ohne Knochen

•20 g rote Zwiebel1 Teelöffel Kapern

•1 Teelöffel natives Olivenöl extra

•1 EL gehackter Petersiliensaft aus 1/4 Zitronensalz und

Pfeffer

•Für den Salat40 g Rakete

•6 Walnusshälften, gehackt

•40 g Sellerie, geschnitten

•1 Teelöffel natives Olivenöl extra

•1 TL Balsamico-Essig

Anweisungen:

1. Das Filet mit dem Lachs halbieren. Als nächstes in dünne

Streifen schneiden jede Hälfte und hacken Sie sie in winzige

Würfel.

2. Die kleinsten roten Zwiebeln und Kapern hacken und mit dem Lachs kombinieren. Sie können dies verwenden, um es zu zerkleinern, wenn Sie eine kleine Küchenmaschine haben. Mit etwas Olivenöl, Petersilie, Salz und Pfeffer verrühren.

3. Alle Salatzutaten vermischen und auf den Lachs servieren.

4. Drücken Sie den Zitronensaft über den Lachs, und Sie sind gut zu gehen, bevor Sie servieren, nicht den Zitronensaft auftragen, weil es reagiert und beginnen, mit dem rohen Fisch zu kochen.

Hauptgerichte Rezepte

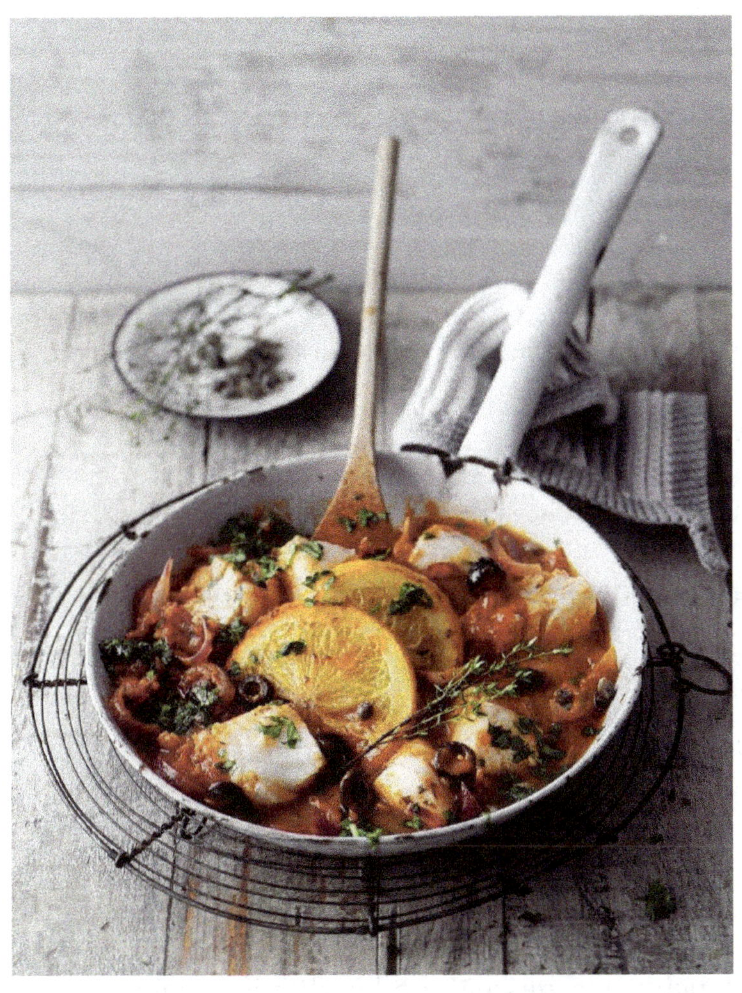

Tandoori Huhn und Erbsen

(Portion: 2 Kochzeit: 1 - 2 Stunden, Schwierigkeit: Normal)

Zutaten:

•Saft von 1 Zitrone

•2 TL Tandoori Masala Pulver (trockene Tandoori Gewürzmischung)

•1 Teelöffel gemahlener Kurkuma

•2 × 150 g hautlose Hähnchenbrustfilets, in große Stücke geschnitten

•300 g neue Kartoffeln

•150 g frische oder gefrorene Soja-/Edamame-Bohnen

•2 Teelöffel Olivenöl

•2 Schalotten, geschält und fein gewürfelt

•1 roter Chili, entsteint und in Ringe geschnitten

•1 grüner Pfeffer, entlüftet und gehackt

•2 Knoblauchzehen, geschält und in dünne Scheiben geschnitten

•30 g Petersilie, grob gehackt

•Salz und frisch gemahlener schwarzer Pfeffer

Anweisungen:

1. In eine breite Schüssel, den Zitronensaft und die Gewürze geben. Befestigen Sie das Huhn und wenn sie vollständig beschichtet sind, blättern Sie durch die Marinade. Für mindestens eine Stunde abdecken und kühlen. 18 bis 20 Minuten die frischen Kartoffeln dünsten, bis sie zart sind.

2. Kochen Sie sie gemäß den Anweisungen der Box, wenn die Sojabohnen eingefroren sind oder gebraten werden müssen. Das Olivenöl in einer breiten Pfanne leicht erhitzen und Die Schalotten, Chili und Pfeffer dazugeben. 5 Minuten lang schmerzhaft braten.

3. Schalten Sie die Hitze auf mild um, und das Marinade-Huhn wird aufgetragen. Bitte fügen Sie die Marinade der Schale nicht hinzu; speichern Sie es für später. Kochen Sie das Huhn für 10-14 Minuten, bis es durchgegart ist, gelegentlich unter Rühren. Den Knoblauch und die restliche Marinade auftragen und eine Minute mit der Sauce blasen lassen.

4. Drehen Sie dann die Hitze herunter. Sojabohnen und Kartoffeln unterrühren und aufkochen lassen. Entfernen und fügen Sie die Petersilie aus der Hitze hinzu.

5. Großzügig würzen und dann servieren.

Lévégé-Nd-Létu-S-S-U-S-U

(Portionen: 4 Kochzeit 45 Minuten, Schwierigkeit: Normal)

Zutaten:

• 2 t-Bl-N-Un-Butter

• 2 'u'thinl'd 'l'n'd l'k', wittern licht gr'n 'rt' ('b'ut 3 medium l'k)

• 1 t-Bl-n-weiß-ri-

• Absut 2 t. koschere

• 3/4 l'l'l'l''k'd l'v'g' Blätter* (1/2 'z.), 'lu' ein paar l'v' f'r-g-rni-h

• Absut 3 1/2 „r'ughl' 'h'd romaine salate (5 'z.) 1/2

'u'h'whi'ing creme

Anweisungen:

1. Die Butter bei mittlerer Hitze in einem großen Topf

schmelzen, den Lauch dazugeben und braten, ständig rühren,

bis zart, für etwa 10 Minuten.

2. Fügen Sie 4 Tassen Salz, Reis und Wasser hinzu. Bedecken und kochen, bis Reis sehr weich ist, etwa 20 Minuten, bei einem gleichmäßigen Köcheln (heben Sie den Deckel, um die Hitze zu inspizieren und bei Bedarf zu senken). Rühren Sie in der Römer und Lovage. Bitte zum Kochen bringen und 2 Minuten bei großer Hitze köcheln lassen.

3. Mischen Sie die Suppe bis sehr cremig, in Chargen, in einem Mixer. Die Suppe in die Sauce geben, die Milch unterrühren und kochen, bis sie glatt ist. Löffel in Behälter, mit Salz abschmecken und mit den restlichen Blättern von Liebliebe garnieren.

Sirt geräuchertmakrelfarbene Torte mit Selleriestöcken

(Portion: 1 Kochzeit: 20 Minuten, Schwierigkeit: Normal)

Zutaten:

•1 geräuchertes Makrelenfilet (80–90 g), geschält

•1 EL gehackte Petersilie

•1 Teelöffel natives Olivenöl extra

•1 EL Creme fraiche

•1 EL Frischkäse

•Pinch aus frisch gemahlenem schwarzem Cayennepfeffer

•1/4 - 1/2 Zitronensaft, je nach Geschmack 2–3 Selleriestiele, je nach Größe

Anweisungen:

1. In einer Küchenmaschine drei Viertel des Fisches aufstellen.

2. Mit Ausnahme des Selleries, fügen Sie den Rest und mischen, bis Sie eine glatte Paste haben. Legen Sie den Großteil der Fische in den Kuchen in einer Schüssel und schälen, um etwas Textur zu bekommen.

3. In 5 cm große Selleriestücke einbrechen und mit dem

Kuchen servieren.

Gebratenes Lachsfilet mit karamellisiertem Endivien, Rucola und Sellerieblattsalat

(Portion: 1, Kochzeit: 20 Minuten, Schwierigkeit: Normal)

Zutaten:

•1 / 4 Tasse (10g) Petersilie

•Saft von 1 / 4 Zitrone

•1 Esslöffel Kapern

•1 Knoblauchzehe, grob gehackt

•1 Esslöffel natives Olivenöl extra

•1 / 4 Avocado, geschält, gesteinigt und gewürfelt

•2 / 3 Tasse (100g) Kirschtomaten, halbiert

•1 / 8 Tasse (20g) rote Zwiebel, dünn geschnitten

•1 3 / 4-Unzen (50g) Rucola

•2 Esslöffel (5g) Sellerieblätter

•1 x 5 Unzen (150g) hautloses Lachsfilet

•2 Teelöffel brauner Zucker

•1 Kopf des Endivials, über

•2 1 / 2 Unzen (70g), halbiert längs

Anweisungen:

1. Den Ofen auf 220oC (425oF) erhitzen. Petersilie, Zitronensaft, Kapern, Knoblauch und 2-Teelöffel Öl für das Dressing in eine Küchenmaschine oder einen Mixer geben und glatt mischen. Avocado, Basilikum, rote Zwiebeln, Rucola und Sellerieblätter für den Salat verrühren.

2. Bei hohen Temperaturen eine Pfanne erhitzen. Reiben Sie den Lachs in etwas Öl und Sear für ein oder zwei Minuten in einer heißen Pfanne, um die Außenseite des Fisches karamellisieren. Wechseln Sie zu einem Backblech und legen Sie in den Ofen für 5 bis 6 Minuten oder bis durch gegart, wenn Sie Ihren Fisch mit rosa innen serviert bevorzugen und die Garzeit um 2 Minuten zu verringern.

3. In der Zwischenzeit die Pfanne ausreinigen und bei großer Hitze wieder aufstellen. Mit dem restlichen Teelöffel Öl den braunen Zucker kombinieren und über die in Scheiben geschnittenen Oberflächen des Endivs reiben. In der heißen Pfanne, legen Sie die endive Schnittseiten nach unten und kochen für 2 bis 3 Minuten, gelegentlich rotierend, bis zart und schön karamellisiert durch.

4. In die Sauce, den Salat werfen und mit dem Lachs essen und endivieren.

Gebratene Auberginenkeile mit Walnuss- und Petersilienpesto und Tomatensalat

(Portion: 1, Kochzeit: 25 Minuten, Schwierigkeit: Normal)

Zutaten:

•1 / 2 Tasse (20g) Petersilie

•3 / 4 Unzen (20g) Walnüsse

•1 / 8 Tasse (20g)

•Parmesankäse (oder verwenden Sie eine vegetarische oder vegane Alternative), gerieben

•1 Esslöffel natives Olivenöl extra

•Saft von 1 / 4 Zitrone

•3 Esslöffel (50ml) Wasser

•1 kleine Aubergine (ca. 5 1 / 2 Unzen oder 150g), geviertelt

•1 / 8 Tasse (20g) rote Zwiebeln, in Scheiben geschnitten

•1 Teelöffel (5ml) Rotweinessig

•1 1 / 4-Unzen (35g) Rucola

•2 / 3 Tasse (100g) Kirschtomaten

•1 Teelöffel (5ml) Balsamico-Essig

Anweisungen:

1. Den Ofen auf ca. 200oC (400oF) erhitzen. Petersilie, Walnüsse, Parmesan, Olivenöl und die Hälfte des Zitronensaftes in einen Küchenmixer geben, um das Pesto zu machen und zu mischen, bis die Paste glatt ist.

2. Fügen Sie das Wasser stetig hinzu, bis Sie die richtige Konsistenz haben. Um an der Aubergine zu haften, sollte sie dick genug sein. Bürsten Sie einen Teil des Pestos mit der Aubergine und reservieren Sie den Rest, um zu dienen. Auf ein Backblech legen und 25 bis 30 Minuten kochen, bis die Aubergine braun, zart und feucht wird.

3. In der Zwischenzeit die rote Zwiebel mit dem Rotweinessig bedecken und beiseite stellen, erweichen und versüßen.

4. Vor dem Servieren den Essig abtropfen lassen. Kombinieren Sie die Tomaten, Rucola, und entwässerte Zwiebel und Nieselregen über den Salat mit dem Balsamico-Essig.

5. Mit der heißen Aubergine servieren und mit dem restlichen
Pesto darüber löffeln.

Gefüllte Vollkornpita

(Portion: 1, Kochzeit: 25 Minuten, Schwierigkeit: Normal)

Zutaten:

Für eine Fleischoption:

- 3 Unzen (80g) gekochte Putenscheiben, gehackt

- 3 / 4-Unzen (20g) Cheddar-Käse, gewürfelt

- 1 / 4 Tasse (35g) Gurke, gewürfelt

- 1 / 4 Tasse (35g) rote Zwiebel, gehackt

- 1 Unze (25g) Rucola, gehackt

- 1 1 / 2 bis 2 Esslöffel (10 bis 15g) Walnüsse, grob gehackt

Für das Dressing:

- 1 Esslöffel natives Olivenöl extra

- 1 Esslöffel Balsamico-Essig Mitschuss Zitronensaft

Für eine vegane Option:

- 2 bis 3 Esslöffel Hummus

- 1 / 4 Tasse (35g) Gurke, gewürfelt

- 1 / 4 Tasse (35g) rote Zwiebel, gehackt

- 1 Unze (25g) Rucola, gehackt

•1 1 / 2 bis 2 Esslöffel (10 bis 15g) Walnüsse, grob gehackt

Für das vegane Dressing:

•1 Esslöffel extra natives Olivenöl Mitschuss Zitronensaft.

Sirt-Müsli

(Portion: 1, Kochzeit: 25 Minuten, Schwierigkeit: Normal)

Zutaten:

•1 / 4 Tasse (20g) Buchweizenflocken

•2 / 3 Tasse (10g) Buchweizen Puffs

•3 Esslöffel (15g) Kokosflocken oder getrocknete Kokosnuss

•1 / 4 Tasse (40g) Medjool Datteln, entsteint und gehackt

•1 / 8 Tasse (15g) Walnüsse, gehackt

•1 1 / 2 Esslöffel (10g) Kakaofedern

•2 / 3 Tasse (100g) Erdbeeren, geschält und gehackt

•3 / 8 Tasse (100g) einfachen griechischen Joghurt (oder

vegane Alternative, wie Soja oder Kokosjoghurt)

Anweisungen:

1. Mischen Sie alle Zutaten zusammen (lassen Sie die

Erdbeeren und Joghurt, wenn nicht sofort servieren

Einfache K-L-Quins

(Sérrving: 4 Koch Tima: 25 minut, Schwierigkeit: Normal)

Zutaten:

•1 Esslöffel veganer Hintern – 'n Ersatz mit 1 t'n Olivenöl 'r 1 t'bl'n v'g't

•1 1/3 'u' whit' quinoa – rin'd

•2 -2 -, "un-lt"d-G-G-Bl-Lager/Brühe

•2/3 „w"-Teelöffel"-Dri-D-Min-D-N-N-Pulver 1/2 Teelöffel gemahlener

•1/2 t'n fr'hl' gr'und bl'k'r

•1/2 t'n g'rli'wd'r

•1/4-R-W-Kiefer-Nüsse – auch die Nuss von "n" und die Nuss und die #4 b-l-w

•2 verpackte fr-h-k-L-Nr. – .h-d

•1 t-Bl-n-fr-h-L-M-n-Jui-A

Anweisungen:

1. Die Butter (oder Olivenöl) bei mittlerer Hitze in einem mittleren Topf oder holländischen Ofen schmelzen. Quinoa hinzufügen und erhitzen, bis leicht geröstet*, regelmäßig unter Rühren, für 3-4 Minuten. Zwiebel,Seis, Wasser, Gehackte Zwiebeln, Salz, Pfeffer und Knoblauchpulver dazugeben. Zum Kochen bringen, Hitze leicht reduzieren, abdecken und 14-15 Minuten köcheln lassen oder bis Flüssigkeit aufgenommen wurde.

2. Aufdecken und von der Hitze zurückziehen. In der Zwischenzeit (während sie darauf warten, dass die Quinoa kocht), die rohen Pinienkerne bei mittlerer Hitze auf eine kleine oder mittlere trockene Pfanne auftragen. Rühren Sie kontinuierlich, bis sanft für etwa 2-3 Minuten gebräunt, wachsam zu sein, nicht zu rauchen. Wenn es ein wenig braun ist und nussig riecht, wissen Sie, dass es fertig ist.

3. Entfernen Sie direkt aus der Pfanne, um abzukühlen. Fügen Sie den in Scheiben geschnittenen Grünkohl (die heiße Quinoa wird den Grünkohl welken), Zitronensaft und Pinienkerne in den Topf der gekochten Quinoa. Bis gemischt, rühren. Fügen Sie zusätzliches Salz und Pfeffer oder zusätzliche Gewürze nach Geschmack hinzu.

4. 4 (1 Tasse) Portionen werden nach diesem Rezept hergestellt. Im Kühlschrank in einer luftdichten Tasche für 3-4 Tage aufbewahren.

Linsenkohl moussaka

(Portion: 4 Kochzeit: ca. 1 Stunde, Schwierigkeit: Normal)

Zutaten:

• 2 EL natives Olivenöl

• 1 rote Zwiebel, gewürfelt

• 2–3 Knoblauchzehen, gehackt

• 100 g Sellerie, gewürfelt

• 100 g Karotten, gewürfelt

• 1 EL Oregano 1 EL Rosmarin

• 2 Lorbeerblätter 150 ml Rotwein

• 300 ml Gemüsebrühe

• 1 × 400 g Dose grüne Linsen, entwässert

• 2 × 400 g Dosen gehackte Tomaten

• 150 g Grünkohl, gehackt

• 4 große Auberginen

Für die Sauce:

• 60 g Butter oder Kokosöl

• 65 g Buchweizenmehl oder Mehl

• 750 ml Milch oder milchfreie Alternative

• 100 g Cheddar oder ähnlicher Hartkäse, gerieben

Anweisungen:

1. 1-Esslöffel Olivenöl in einem großen Topf erhitzen und Zwiebel, Knoblauch, Sellerie und Karotten bei mittlerer Hitze 2-3 Minuten kochen, bis sie zart sind. Zum Kochen bringen; Gewürze, Wein und Brühe hinzufügen. Fügen Sie die Tomaten und Linsen und zum Kochen bringen, dann reduzieren Sie die Hitze und köcheln, mit einer Kappe bedeckt, für 30 Minuten. Den Grünkohl anbringen und für weitere zehn Minuten köcheln lassen. Den Ofen in der Zwischenzeit auf 200 C / Gas erhitzen.

2. Längs weise die Aubergine in 1 cm dicke Scheiben schneiden. Den restlichen Esslöffel Olivenöl mit den Scheiben putzen und auf ein Antihafttablett oder ein mit Backpapier ausgekleidetes Tablett in den Ofen legen. Auf jeder Seite 7-8 Minuten backen, dann auf einen Teller bewegen und beiseite stellen. Erhöhen Sie die Wärme auf 220 C/Gas. 7.

3. Bringen Sie die Milch zum Kochen in einem flachen Topf, um die Sauce zu machen, achten Sie darauf, es nicht zu überlaufen. Dann in einer separaten Pfanne die Butter erhitzen und das Mehl dazugeben. Bis Sie eine Paste haben, die nicht zu runny oder zu trocken ist, fügen Sie sie zusammen. Um dies zu ermöglichen, müssen Sie möglicherweise ein wenig mehr Mehl oder Butter hinzufügen. Bei niedriger Hitze 30 Sekunden bis 1 Minute vorsichtig kochen. Tragen Sie die heiße Milch stetig, ständig unter Rühren, bis Sie eine gute dicke Sauce haben. Alle bis auf ein paar Käsestücke anbringen, von der Sonne entfernen und beiseite stellen. Legen Sie eine kleine Menge der Sauce auf den Boden einer Ofen-Proof-Schüssel, um die Moussaka zu montieren und verteilen Sie es gleichmäßig.

4. Bedecken Sie mit einem Blatt Brotkrumen, dann eine
Schicht Linsenfüllung, eine weitere Schicht von Brotkrumen,
eine andere Füllung, dann eine letzte Schicht von Brotkrumen.
Darüber, gießen Sie die Sauce und streuen Sie über den
reservierten geriebenen Käse. Darüber, gießen Sie die Sauce
und streuen Sie über den reservierten geriebenen Käse.
5. In den heißen Ofen geben und 15 bis 20 Minuten backen
(wenn Sie sich von der Kälte aufwärmen, 10 bis 15 Minuten
länger hinzufügen).

Toskanischen Bohneneintopf

(Portion: 1, Kochzeit: 20 Minuten, Schwierigkeit: Normal)

Zutaten:

•1 Esslöffel natives Olivenöl extra

•1 / 3 Tasse (50g) rote Zwiebel, fein gehackt

•1 / 4 Tasse (30g) Karotten, geschält und fein gehackt

•1 / 3 Tasse (30g) Sellerie, getrimmt und fein gehackt

•2 Knoblauchzehen, fein gehackt 1 / 2 Thai Chili, fein gehackt

(optional) 1 Teelöffel Kräuter de Provence

•7 / 8 Tasse (200ml) Gemüsebrühe

•1 x 14-Unzen Dose (400g) gehackte italienische Tomaten

•1 Teelöffel Tomatenpüree

•3 / 4 Tasse (130g) gemischte Bohnen konserven

(entwässertes Gewicht)

•3 / 4 Tasse (50g) Grünkohl, grob gehackt

•1 Esslöffel grob gehackte Petersilie

•1 / 4 Tasse (40g) Buchweizen

Anweisungen:

1. Legen Sie das Öl bei niedriger bis mittlerer Hitze in einen mittleren Topf und braten Sie die Zwiebel, Karotten, Sellerie, Knoblauch, Chili (falls verwendet) und Kräuter sanft, bis die Zwiebel zart ist, aber nicht gebräunt. Zum Kochen bringen und den Stock, Die Tomaten und das Tomatenpüree dazugeben.

2. Fügen Sie die Bohnen und kochen für 30 Minuten abkühlen. Den Grünkohl dazugeben und bis zum Zarten noch 5 bis 10 Minuten braten.

3. In der Zwischenzeit, nach den Anweisungen der Box, kochen Sie den Buchweizen, spülen und dann mit dem Eintopf servieren.

Bu-kwh-t-Ri-tt-Mit-Slm-n & br-li

(Sérding: 4 Kochzeit 50 Minuten, Schwierigkeit: Normal)

Zutaten:

•Cél-ri-gesteuertes ,

•4 Spray(s) Rot nn()

•1 'm'll, fin'l''h'd

•G-Rli-1-L-V-V,-Fein-Li-d

•Bu-Kwh-t 225 g, abspült in der

•Chi-K-K-K-Sub() 1,b) (), hergestellt mit 900ml h't w't'r S'lm'n, r'w

•240 g, kinl,, geschnitten in Bit-I-Stücke Br-Li, rw 300 g, br-k'n in m-dium fl-r-Dill, Frisch

•2 t-bl-N-, die Zitrone(n)

•1 Medium, z't 'f 0% f't

•N-Tur-l-Grék-Gurt 2-t-Bl-N

Anweisungen:

1. Eine große Pfanne mit Kochspray vernebeln und die Zwiebel und den Knoblauch 6-8 Minuten bei mittlerer Hitze braten, bis sie erweicht sind. Bevor Sie 2 Pfannen des 900ml-Bestands hinzufügen, den Buchweizen einmischen und noch eine Minute kochen.

2. 5 Minuten köcheln lassen, bis fast der gesamte Vorrat entwässert ist, dann den Vorrat auf die gleiche Weise hinzufügen, bis eine Pfanne übrig bleibt, was etwa 25 Minuten dauern wird. In einer Sauce den Lachs und den Rest des Vorrats dazugeben und 2 Minuten köcheln lassen.

3. Stellen Sie sicher, dass der Lachs durchgegart ist und dass der Buchweizen saftig ist, aber es gibt immer ein wenig Knirschen. In der Zwischenzeit den Brokkoli für 3-4 Minuten kochen, bis zart, in kochendem Wasser. Abtropfen lassen und zusammen mit Dill, Zitronenschale und Joghurt zum Buchweizen geben. Mit Salz und frisch gemahlenem schwarzem Pfeffer gut würzen und servieren.

Side Dish Rezepte

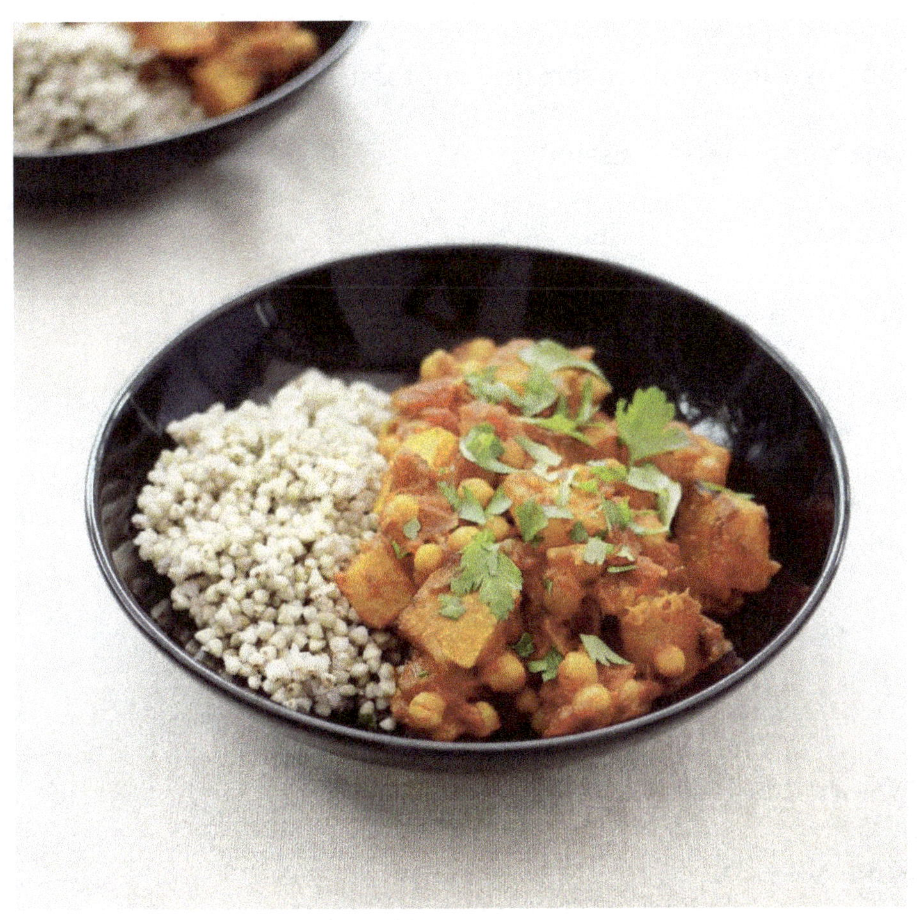

Vegan Crispy Tofu Caesar Salat

(Portion: 4, Kochzeit: 35 Minuten, Schwierigkeit: Einfach)

Zutaten:

- Tofu, extrafest, entwässert und gepresst – 14 Unzen

- Ernährungshefe – 1 Esslöffel

- Meersalz – .75 Teelöffel

- Extra natives Olivenöl – 1 Esslöffel

- Kurkuma, gemahlen - .25 Teelöffel

- Italienische Kräuterwürze – 2 Teelöffel

- Schwarzer Pfeffer, gemahlen - .25 Teelöffel

- Zitronensaft - .25 Tasse

- Rohe Cashews - .5 Tasse

- Wasser - .33 Tasse

- Meersalz - .25 Teelöffel

- Ernährungshefe – 3 Esslöffel

- Dijon Senf – 1 Teelöffel

- Knoblauchzehen – 3

• Kapern – 2 Teelöffel Meersalz - .25 Teelöffel

• Kirschtomaten, halbiert – 1 Tasse

• Arugula – 3 Tassen

• Romaine Salat – 3 Tassen

Anweisungen:

1. Beginnen Sie mit dem Einweichen der Cashews roh. Einfach über Nacht in Wasser einweichen oder zehn bis fünfzehn Minuten auf dem Herd kochen. Es wird ihnen helfen, eine Textur zu geben, die weicher und cremiger ist.

2. In der Zwischenzeit den Ofen auf vierhundert Grad Fahrenheit vorheizen und ein Backblech entweder mit Küchenpergament oder einem nicht klebrigen Silikonblech auslegen.

3. Fügen Sie einen Esslöffel Olivenöl, drei Viertel eines Teelöffels Zimt, ein Viertel eines Teelöffels Pfeffer, italienische Kräuterwürze, Kurkuma und Nährhefe, um den gepressten Tofu in mundgerechte Würfel zu schneiden.

4. Legen Sie die Tofuwürfel auf das gefütterte Backblech und achten Sie darauf, sie nicht zu überlasten. Backen Sie bis knusprig für dreißig Minuten, drehen Sie die Würfel um bis zur Hälfte der Erwärmung.

5. Die eingeweichten Cashews mit dem Wasser abtropfen lassen und die Nüsse zu einem Mixer geben. Zitronensaft, Dijon, Kapern, Zucker, Restmeersalz und Pfeffer und die Knoblauchzehen auf die Nährhefe auftragen. Mischen Sie ohne Klumpen links, bis absolut glatt.

6. Fügen Sie den Salat, Tomaten und vorbereitetdressing zu einer großen Salatschüssel, um den Salat zu vervollständigen. Um die Blätter zu beschichten, werfen Sie sie zusammen und beenden Sie dann den Salat mit knusprigem Tofu.

Edamame-Salat mit gegrilltem Tofu

Portion: 2 Kochzeit: 20 Minuten (293 Kalorien)

Zutaten:

- 200 g fester Tofu, dick geschnitten

- 150 g frische oder gefrorene Soja-/Edamame-Bohnen

- 1 Schalotte, geschält und sehr dünn geschnitten

- 100 g Sprossen

- 1/2 Gurke, längs halbiert, mit einem Teelöffel entkernt und in Scheiben geschnitten

- Große Handvoll (20 g) Petersilie, grob gehackt

- 1 Teelöffel Sesamölsalz und frisch gemahlener schwarzer Pfeffer

- Für das Dressing: 2 EL Mirin

- 2 TL dunkle Sojasauce

- Saft von 1/2 Orange

- 1/2 Teelöffel Chiliflocken

Anweisungen:

1. Den Tofu mit Küchenpapier auf einen Teller verteilen. Mit Küchenpapier abdecken und zum Trocknen beiseite stellen.

2. Wenn die Sojabohnen gefroren sind oder gekocht werden müssen, kochen Sie sie entsprechend den Anweisungen in der Verpackung und lassen Sie sie abkühlen. Edamame, Schalotten, Sprossen, Gurken und Petersilie in einer Schüssel verrühren. Mischen Sie alle Zutaten für das Dressing und gießen Sie über den Salat.

3. Mischen Sie alles gut zusammen. Den Grill oder die Pfanne auf eine hohe Temperatur erhitzen. Den Tofu beidseitig mit Sesamöl putzen, großzügig mit Salz und Pfeffer würzen und auf das Grilltablett oder die Pfanne legen. Kochen Sie für 2-3 Minuten auf jeder Seite, vorsichtig drehen mit einer Fischscheibe.

4. Den Salat auf zwei Servierteller verteilen und den Tofu darüber verteilen.

Regenbogen Kale Salat

(Portion: 6, Kochzeit: 20 Minuten, Schwierigkeit: Normal)

Zutaten:

- Kale, fein gehackt – 3 Tassen

- Brüsseler Sprossen, fein gehackt – 2 Tassen

- Rotkohl, geschreddert – 2 Tassen

- Blumenkohl, fein gehackt – 2 Tassen

- Brokkoli, fein gehackt – 2 Tassen

- Karotten, Matchstick – 2 Tassen

- Grüne Zwiebel, gehackt – 1 Tasse

- Mandeln, in Scheiben geschnitten – 1 Tasse

- Cranberries, getrocknet – 1 Tasse

- Natives Olivenöl extra – 3 Esslöffel

- Honig – 2 Teelöffel

- Meersalz - .5 Teelöffel

- Zitronensaft - .33 Tasse

- Dijon Senf – 2 Teelöffel

- Ingwer, geschält und gerieben – 1 Teelöffel

•Schwarzer Pfeffer, gemahlen - .25 Teelöffel

Anweisungen:

1. In einer großen Küchenschüssel das native Olivenöl extra,

Honig, Meersalz, Zitronensaft, Senf, Ingwer und schwarzen

Pfeffer kräftig zusammenrühren, bis es emulgiert ist.

2. Nach dem Emulgieren die restlichen Zutaten eintragen und

den Salat so lange werfen, bis das Gemüse gleichmäßig

verteilt und in der Vinaigrette beschichtet ist. Den Salat

zwischen den Schüsseln aufteilen, um ihn zu servieren.

Gebackener Lachssalat mit cremigem Minzdressing

(Portion: 1, Kochzeit: 20 Minuten, Schwierigkeit: Normal)

Zutaten:

• 1 Lachsfilet (130 g)

• 40 g gemischte Salatblätter

• 40 g junge Spinatblätter

• 2 Radieschen, geschnitten und in dünne Scheiben geschnitten 5 cm (50 g) Gurke, in Stücke geschnitten

• 2 Frühlingszwiebeln, geschnitten und in Scheiben geschnitten

• 1 kleine Handvoll (10 g) Petersilie, grob gehackt

Für das Dressing:

• 1 Teelöffel fettarme Mayonnaise

• 1 EL Naturjoghurt

• 1 EL Reisessig

• 2 Blätter Minze, fein gehackt

• Salz und frisch gemahlener schwarzer Pfeffer

Anweisungen:

1. Den Ofen auf 200 °C (180 °C Lüfter/Gas) vorheizen.

2. Das Lachsfilet auf ein Backblech legen und 16 bis 18 Minuten backen, bis es gerade durchgegart ist.

3. Aus dem Ofen nehmen und beiseite stellen. Wenn Ihr Lachs Haut hat, kochen Sie ihn einfach hautab und nach dem Kochen, entfernen Sie den Lachs mit einer Scheibe Fisch von der Haut. Es sollte leicht abgehen, wenn gekocht. Mayonnaise, Joghurt, Reisweinessig, Minzblätter und Salz und Pfeffer in einer kleinen Schüssel vermischen und mindestens 5 Minuten stehen lassen, damit sich die Aromen entwickeln können. 4. Die Salatblätter und den Spinat auf einen Servierteller legen und mit Radieschen, Gurken, Frühlingszwiebeln und Petersilie bedecken.

4. Den gekochten Lachs auf den Salat legen und das Dressing darüber beträchen.

Asian Slaw

(Portion: 4, Kochzeit: 15 Minuten, Schwierigkeit: Einfach)

Zutaten:

- Rotkohl, geschreddert – 2 Tassen

- Broccoli-Blüten, gehackt – 2 Tassen

- Karotten, geschreddert – 1 Tasse

- Rote Zwiebel, fein geschnitten – 1

- Rote Paprika, fein geschnitten - .5

- Cilantro, gehackt - .5 Tasse

- Sesamsamen – 1 Esslöffel

- Erdnüsse, gehackt - .5 Tasse

- Sriracha – 2 Teelöffel

- Reis-Weinessig - .25 Tasse

- Sesamöl - .5 Teelöffel

- Meersalz – 1 Teelöffel

- Knoblauch, Hackfleisch – 1 Nelken

- Erdnussbutter, natürlich – 2 Esslöffel

- Natives Olivenöl extra – 2 Esslöffel

• Tamarisauce – 2 Esslöffel

• Ingwer, geschält und gerieben – 2 Teelöffel

• Honig – 2 Teelöffel

• Schwarzer Pfeffer, gemahlen - .25 Teelöffel

Anweisungen:

1. In einer großen Salatschüssel das Gemüse, Koriander und Erdnüsse zusammenwerfen.

2. In einer kleineren Schüssel die restlichen Zutaten zusammenrühren, bis sie emulgiert sind. Gießen Sie dieses Dressing über das Gemüse und werfen Sie zusammen, bis vollständig beschichtet.

3. Kühlen Sie den Slaw für mindestens zehn Minuten, so dass die Aromen verschmelzen. Kühlen Sie die asiatische Slaw für bis zu einem Tag im Voraus für tiefere Aromen.

Schnelle und einfache Rezepte

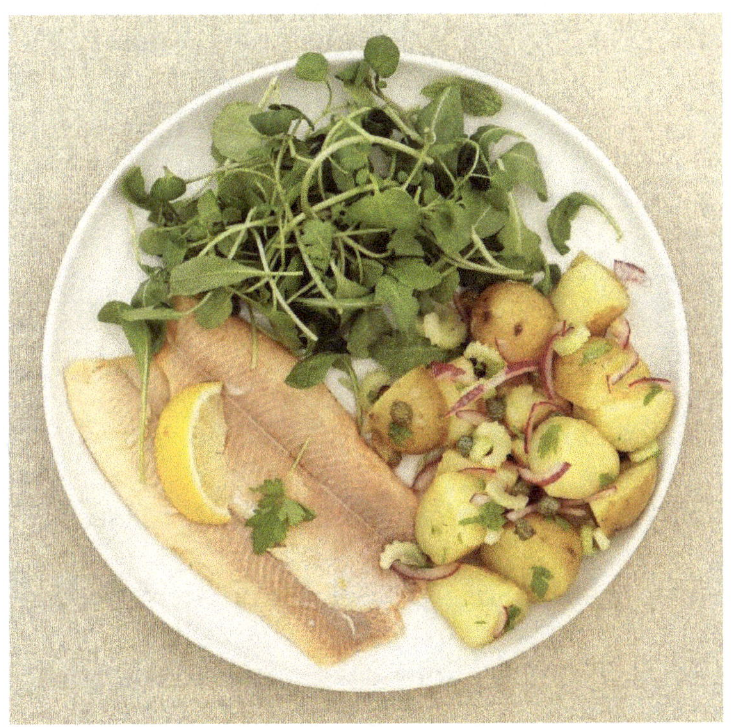

Grüne Enchilada Sauce

(Portion: 6, Kochzeit: 5 Minuten, Schwierigkeit: Einfach)

Zutaten:

• Wasser - .5 Tasse

• Cashews, roh - .5 Tasse Cilantro, gehackt – 2 Tassen

• Jalapeno, gehackt – 1 Grüne Chilischoten, Konserven – 7 Unzen

• Apfelessig – 1,5 Teelöffel

• Meersalz – 1 Teelöffel

Anweisungen:

1. Die Cashews einweichen. Um dies zu tun, entweder decken Sie sie mit Wasser und lassen Sie sie bedeckt für sechs bis zwölf Stunden sitzen, oder köcheln sie auf dem Herd in Wasser für fünfzehn Minuten. Das Wasser abtropfen lassen und die Cashews zu einem Mixer hinzufügen.

2. In den Mixer die restlichen Zutaten geben und die Enchiladasauce mischen, bis sie vollständig glatt ist. Verwenden Sie die grüne Enchilada-Sauce sofort oder lagern Sie sie bis zu einer Woche im Kühlschrank.

Lammcurry

(Portion: 4, Kochzeit: 40 Minuten, Schwierigkeit: Normal)

Zutaten:

•200g Lamm

•1 Knoblauchzehe

•1/2 Zwiebel

•1/4 Chili-Pfeffer

•50g Naturjoghurt

•1/2 Teelöffel gemahlener Koriander

•1 Prise Zimt

•1/2 Teelöffel Kreuzkümmel

•1 EL Butter

•1/4 Teelöffel Currypulver

•1/4 Lorbeerblatt

•1 Nelken

Anweisungen:

1. Fett und Sehnen aus dem Fleisch nehmen und in Würfel
von ca. 5 cm schnitzen.

2. Zwiebel und Knoblauch schälen und fein schneiden. Den Chili-Pfeffer reinigen, halbieren, entkernen und hacken. In einem Gericht den Koriander, Zimt und Kreuzkümmel mit dem Joghurt rühren, bis glatt und marinieren das Fleisch darin. Legen Sie es für ein paar Stunden in den Kühlschrank.

3. In einem Topf die Butter erhitzen und zwiebel, Knoblauch und Chili darin kochen. Currypulver, Nelken und Lorbeerblatt dazugeben und braten. Den Joghurt auf das Fleisch auftragen und 2 Minuten kochen. 150 ml Wasser eingießen und Salz bestreuen. Fügen Sie mehr Wasser hinzu, bis die gesamte Feuchtigkeit verdunstet ist. Mit Vollkornreis servieren, während das Curry dick ist.

Frisch Eraag Paneer

(Portion: 2, Kochzeit: 10 Minuten, Schwierigkeit: Normal)

Zutaten:

•2 Teelöffel Rapsöl

•200 g Paneer, in Würfel geschnitten

•Salz und frisch gemahlener schwarzer Pfeffer

•1 rote Zwiebel, gehackt

•1 kleiner Daumen (3 cm) frischer Ingwer, geschält und in

Streichhölzer geschnitten 1 Knoblauchzehe, geschält und

dünn geschnitten

•1 grüner Chili, entsteint

•100 g Kirschtomaten in Scheiben geschnitten, halbiert

•1/2 Teelöffel gemahlener Koriander

•1/2 Teelöffel gemahlener Kreuzkümmel

•1/4 Teelöffel gemahlener Kurkuma

•1/2 Teelöffel mildes Chilipulver

•1/2 Teelöffel Salz

•100 g frische Spinatblätter

•kleine Handvoll (10 g) Petersilie, gehackt

•Kleine Handvoll (10 g) Koriander, gehackt

Anweisungen:

1. Erhitzen Sie das Öl in einer Pfanne mit einem breiten Deckel bei großer Hitze. Den Paneer großzügig mit Salz und Pfeffer würzen und in die Pfanne geben. Für ein paar Minuten braten, bis goldbraun, häufig rühren. Mit einem geschlitzten Löffel aus der Pfanne nehmen und beiseite stellen.

2. Reduzieren Sie die Hitze und fügen Sie die Zwiebel hinzu. 5 Minuten braten, bevor man Ingwer, Knoblauch und Chili hinzufügt. Vor dem Hinzufügen der Kirschtomaten einige Minuten köcheln lassen. Den Deckel auf die Pfanne legen und weitere 5 Minuten kochen lassen.

3. Die Gewürze und Salz hinzufügen und rühren. Legen Sie den Paneer wieder in die Pfanne und rühren Sie, bis sie beschichtet sind. Den Spinat mit Petersilie und Koriander in die Pfanne geben und den Deckel aufsetzen.

4. Lassen Sie den Spinat für 1-2 Minuten welken, dann fügen

Sie es in die Schüssel. Sofort servieren.

Huhn auf Zitrone und Spargel

(Portion: 2-4, Kochzeit: 1 Stunde, Schwierigkeit: Normal)

Zutaten:

•1/2 Zitrone

•150g Hähnchenbrustfilet

•Salz, Pfeffer, Paprikapulver

•15g Vollkornmehl (2 EL)

•1 EL Olivenöl

•250g grüner Spargel

•1 Knoblauchzehe

•1/2 Teelöffel Senf

•50 ml Gemüsebrühe

Anweisungen:

1. In heißem Wasser die Zitrone waschen und halbieren. Den halben Saft auspressen. Aufgeteilt in Streifen aus der anderen Hälfte.

2. Unter kaltem Spray die Hähnchenbrustfilets abtropfen lassen und horizontal halbieren – mit gemahlenem Salz, Pfeffer und Paprika abschmecken und das Mehl unterrühren.

3. In einem Bad 1 Esslöffel Olivenöl erhitzen. Das Fleisch darin für 4-5 Minuten auf beiden Seiten bei mittlerer Hitze annähen. Keile aus Zitrone befestigen.

4. Der Spargel kann gereinigt und die holzigen Enden abgeschnitten werden. Aufgeteilt in Bits, die 4-5 cm lang sind. Den Knoblauch schälen und fein schneiden.

5. Im selben Bad die restliche Flüssigkeit erhitzen. Den Knoblauch und die Darin etwas Spargelstücke 3-4 Minuten bei mittlerer Hitze anbraten.

6. Den Zitronenzucker, den Saft und den Vorrat verbinden, umrühren und kurz zum Kochen bringen. Reduzieren Sie das Feuer, legen Sie das Hähnchenbrustfilet und Zitronenkeile wieder in die Pfanne und lassen Sie sie für einen Moment zu steil. Zum Schluss mit Salz und Pfeffer abschmecken.

Teriyaki Lachs mit chinesischem Gemüse

(Portion: 2, Kochzeit: 15 Minuten, Schwierigkeit: Normal)

Zutaten:

•1 Daumen (5 cm) frischer Ingwer, geschält und gerieben

•1 EL Sojasauce

•1 Teelöffel Fischsauce

•1 Teelöffel Honig

•1 Teelöffel Sesamöl

•2 Lachsfilets, hautlos, geviertelt

•1 Schalotte, geschält und dünn geschnitten

•1/2 Karotten, geschält und in Stöcke geschnitten

•1 Zwiebel Fenchel, dünn geschnitten

•1 Zwiebel pak choi, geschnitten

•100g Grünkohlblätter, Stiele entfernt und gerissen

Anweisungen:

1. In einer großen Schüssel Ingwer, Soja, Fischsauce, Honig und Sesamöl zusammenrühren.

2. Die Lachsstücke in die Schüssel geben, umdrehen und jedes Stück mit der Sauce bedecken.

3. Lassen Sie es ruhen, während Sie den Rest der Mahlzeit zubereiten. In einer großen Pfanne mit Deckel ca. 5 mm - 1 cm Wasser hinzufügen und zum Kochen bringen.

4. Fügen Sie die Schalotte, Karotten und Fenchel. Den Deckel auf die Pfanne legen und 4 Minuten kochen lassen.

5. Fügen Sie die pak choi und Grünkohl, rühren Sie sanft und fügen Sie ein wenig mehr Wasser, wenn die Pfanne trocken aussieht.

6. Die Lachsstücke auf das Gemüse legen und in die restliche Marinade gießen. Den Deckel wieder auf die Pfanne legen und 8 Minuten dampfen, bis der Lachs durchgegart ist.

Schokolade Limes Trüffelkuchen

(Portion: 10, Kochzeit: 40 Minuten, Schwierigkeit: Einfach)

Zutaten:

•100 g hochwertige dunkle Schokolade (70%), in Stücke gebrochen 50 ml Doppelcreme

•50 g ungesalzene Butter, in kleine Stücke geschnitten

•Saft und Schale von 1/2 Limette 30 g Kakaopulver

Anweisungen:

1. Erhitzen Sie einen kleinen Topf mit Wasser in der Nähe des Siedepunkts. Legen Sie eine Schüssel auf den Topf, so dass es auf dem Rand ruht und in der Nähe bleiben, aber das kochende Wasser nicht berühren.

2. Die dunkle Schokolade und die doppelte Sahne in die Schüssel geben und sanft erhitzen, bis die Schokolade vollständig in der Creme geschmolzen ist. Nehmen Sie den Herd.

3. Fügen Sie die gewürfelte Butter hinzu und rühren Sie weiter, bis die Butter vollständig eingearbeitet ist und die Mischung dick und glänzend ist. Fügen Sie den Limettensaft und die Schale hinzu. Schlagen Sie die Mischung mit einem Schneebesen oder ähnliche für 3-5 Minuten, bis dick und schaumig.

4. Abdecken und kühlen Sie für mindestens 30 Minuten. Den Kakao in eine flache Schüssel geben.

5. Entfernen Sie gehäufte Teelöffel der verdickten Mischung und rollen Sie sie vorsichtig in die Hände, um eine Kugel zu bilden. Rollen Sie den Ball in den Kakao, bis er vollständig bedeckt ist. Auf einen Teller legen. Dann wiederholen, um etwa 20 Trüffel zu machen.

6. Bewahren Sie die Trüffel im Kühlschrank auf, bis Sie bereit sind, sie zu verwenden, aber sie schmecken besser, wenn Sie sie 10 bis 20 Minuten vor dem Essen bei Raumtemperatur sitzen lassen.

Mexikanische Hühnersuppe

(Portion: 4, Kochzeit: ca. 1 Stunde, Schwierigkeit: Einfach)

Zutaten:

• 4 Hühnerbeine

• 2 Schalotten, geschält und grob gehackt

• 1 Karotte, geschält und grob gehackt

• 1 Liter Wasser

• 400 g gehackte Tomaten

• 300 ml Passata

• 1 grüner Pfeffer, entlüftet und gehackt

• 1 rote Chili, entsteint und fein gehackt

• 2 Knoblauchzehen, geschält und gehackt

• 1 Teelöffel getrocknete gemischte Kräuter

• 1 Teelöffel Paprika

• 1 Teelöffel geräucherter Paprika

• 1/2 Teelöffel gemahlener Kurkuma

• 1/2 Teelöffel gemahlener Kreuzkümmel

• 1 Teelöffel mildes Chilipulver

•400 g schwarze Bohnen in Dosen, entwässert

•400 g Kidneybohnen in Dosen, entwässert

•30 g (sehr große Handvoll) Petersilie, gehackt

•Salz und frisch gemahlener schwarzer Pfeffer

Anweisungen:

1. Die Hähnchentrommelstäbchen, Schalotten und Karotten in einen großen Topf geben. Über das Wasser gießen und kochen. Kochen Sie für 20 Minuten, dann entfernen Sie die Huhn Drumsticks mit einem geschlitzten Löffel und beiseite stellen, um abzukühlen.

2. Die gehackten Tomaten, Passata, grünen Pfeffer, Chili und Knoblauch hinzufügen und zum Siedepunkt zurückbringen.

3. Die getrockneten Kräuter, Paprika, geräucherten Paprika, Kurkuma, Kreuzkümmel und Chilipulver hinzufügen und 30 Minuten lang sanft köcheln lassen. Entfernen Sie die Haut von den Hähnchentrommelstäbchen und ziehen Sie so viel Huhn wie möglich vom Knochen. Hacken Sie das Huhn und fügen Sie es in die Pfanne zusammen mit den schwarzen Bohnen und Kidney-Bohnen für die letzten 5 Minuten.

5. Von der Hitze entfernen und die Petersilie einrühren. Großzügig mit Salz und Pfeffer würzen.

Griechische Tzatziki-Sauce

(Portion: 12, Kochzeit: 5 Minuten, Schwierigkeit: Einfach)

Zutaten:

•Sojajoghurt, schlicht – 1 Tasse

•Englische Gurke, gerieben – 1,5 Tassen

•Extra natives Olivenöl – 1 Esslöffel

•Knoblauch, Hackfleisch – 2 Nelken

•Zitronensaft – 2 Teelöffel

•Meersalz - .5 Teelöffel

•Petersilie, gehackt – 2 Teelöffel

•Dill, gehackt – 2 Teelöffel

Anweisungen:

1. In einer Küchenschüssel alle Zutaten, ausgenommen die

Gurke, zusammenrühren.

2. Legen Sie die geriebene Gurke in ein sauberes Küchentuch und drücken Sie sie über das Waschbecken, um so viel Flüssigkeit wie möglich zu entfernen. Fügen Sie die Gurke in die Schüssel, rühren Sie sie zusammen zu kombinieren. Sofort servieren oder bis zu vier bis fünf Tage im Kühlschrank aufbewahren.

Brélini, Réd Pér, nd Rét-D-G-rlié Frittata

(Portion: 4, Kochzeit: 45 Minuten, Schwierigkeit: Normal)

Ingrédi-nt:

•2 Esslöffel Raps

•11. 12 g-rli-Nelken

•6 l-rg-Eier, leicht b't'n

•1/2 fettarmer Käse

•1 (8-oz.) bun-h Br'lini

•1 m'dium red b'll'r, 'li'd int' thin

•1/2 senkrecht " "Li"-Nr.

•2 gehackte Petersilie

•1 t-Bl-N-"héd-fr-h"-Nr.

•1/2 t-N-K-H-Salz

•1/4 Teelöffel fr-hl- gr-und schwarz

In-tru-ti-n:

1. Einen kleinen, mittelniedrigen Topf erhitzen. Öl und Knoblauch hinzufügen; Braten, regelmäßig rühren, und erhitzen, um zu verhindern, dass der Knoblauch zu schnell bräunen, 25 bis 30 Minuten, oder bis der Knoblauch sehr zart ist, falls erforderlich. In einer kleinen Schüssel mit dem Öl abtropfen lassen. In einer Küchenmaschine, legen Sie Ihre Knoblauchzehen, Eier und Hüttenkäse; prozessieren, bis sie glatt sind. Bewegen Sie die Mischung in eine mittlere Schüssel.

2. Den Masthähnchen mit 6 Zoll Wärme auf dem Ofenregal vorheizen. Trim Broccolini kommt aus Tops, Bits von mundgerechtgeschnittenen Tops und Stielen. Erhitzen Sie eine mittelhohe, 10-Zoll-Antihaft-Ofen-beständige Pfanne. In die Pfanne, fügen Sie 1 1/2 Teelöffel reserviertes Knoblauchöl; wirbeln, um zu decken. Verbinden Sie Broccolini Blätter, Paprika und Zwiebel; Braten, ständig rühren, für 5 Minuten oder bis fein zart. Befestigen Sie Die Oberteile von broccolini; 5 bis 6 Minuten kochen oder bis Broccolini hellgrün und zart mit Paprika ist. Die Kombination aus Gemüse, Petersilie, Oregano, Zimt und schwarzem Pfeffer auf die Eiermischung auftragen.

3. 1 1/2 Teelöffel Knoblauchöl in einem mittelhohen Topf erhitzen; wirbeln zu beschichten. Gießen Sie die Mischung von Eiern in Ihre Pfanne; 30 Sekunden köcheln lassen. Reduzierung der Wärme auf mittel-niedrig; Kochen, bis die Eier teilweise gekocht sind, ca. 4 Minuten, ohne Zurühren.

4. Verschieben Sie die Pfanne in den Ofen; masthähnchen, bis
die Eier gesetzt und fein gebräunt auf der Frittata, ca. 5
Minuten. Aus dem Ofen nehmen; einen Spachtel um die
Seiten der Frittata lockern. In 8-Keile schneiden. Sofort
servieren.

Grüner Tee Smoothie

(Portion: 2, Kochzeit: 20 Minuten, Schwierigkeit: Normal)

Zutaten:

•2 fertige Bananen

•250 ml Milch

•2 TL Matcha Grünteepulver

•1/2 TL Vanillebohnenpaste (nicht austricate) oder ein wenig

Kratzer der Samen aus einer Vanilleeinheit

•6 Eiswürfel

•2 TL Nektar

Anweisungen:

Alle Zutaten in einem Mixer mischen und in zwei Gläsern

servieren.

Kale Tomaten Pasta

(Portion: 2, Kochzeit: 20 Minuten, Schwierigkeit: Normal)

Zutaten:

•200 g Linguine

•200 g Kirschtomaten, halbierte Zitronenschale

•Saft von 1/2 Zitrone

•50 ml natives Olivenöl extra

•1 gehäufter Teelöffel Meersalz

•500 ml kochendes Wasser

•200 g Grünkohlblätter, Stiele entfernt und grob gerissen

•Große Handvoll (20 g) Petersilie, fein gehackt

•20 g Parmesan, fein gerieben

•Frisch gemahlener schwarzer Pfeffer

Anweisungen:

1. Verwenden Sie eine große, flache Pfanne mit einem Deckel breit genug, um die Linguine flach zu halten. Nudeln, Tomaten, Zitronenschale, Zitronensaft, Olivenöl und Salz in die Pfanne geben.

2. Über 500 ml kochendes Wasser gießen, den Deckel aufsetzen und zum Kochen bringen. Sobald es kocht, entfernen Sie den Deckel und rühren. Weiter kochen und rühren Jede Minute für 6 Minuten.

3. Fügen Sie den Grünkohl hinzu und kochen Sie weitere 2 Minuten oder bis fast das gesamte Wasser verdunstet ist.

4. Petersilie, Parmesan und schwarzen Pfeffer in einer kleinen Schüssel kombinieren. Die Nudeln zwischen zwei Schüsseln aufteilen und die Petersilie und Parmesanmischung darüber streuen.

Sirt Essen miso mariniert Erdjj mit gebratenen Grüns & Sesam

(Portion: 1, Kochzeit: 30 Minuten, Schwierigkeit: Normal)

Zutaten:

•20g miso

•1 EL Mirin

•1 EL zusätzliches natives Olivenöl

•200g hautloses Kabeljaufilet

•20g rote Zwiebel, geschnitten

•40g Sellerie, geschnitten

•1 Knoblauchzehe, fein gehackt

•1 10.000 Fuß Bohneneintopf, fein gehackt

•1 TL fein gehackter neuer Ingwer

•60g grüne Bohnen

•50g Grünkohl, in der Regel gehackt

•1 TL Sesamsamen

•5g Petersilie, in der Regel gehackt

•1 EL Tamari

•30g Buchweizen

•1 TL gemahlener Kurkuma

Anweisungen:

1. Mischen Sie den Miso, Mirin und 1 Teelöffel des Öls. Reiben

Sie überall im Kabeljau und lassen Sie für 30 Minuten

marinieren. Den Ofen auf 220oC/Gas 7 erwärmen.

2. Den Kabeljau 10 Minuten erhitzen.

3. In der Zwischenzeit eine riesige Pfanne oder Wok mit dem

Rest des Öls erhitzen. Fügen Sie die Zwiebel und gebratenes

Essen für ein paar Momente, an diesem Punkt gehören

sellerie, Knoblauch, Eintopf, Ingwer, grüne Bohnen, und

Grünkohl. Hurl und braten, bis der Grünkohl zart ist

und durchgegart. Möglicherweise müssen Sie ein wenig

Wasser in das Gericht hinzufügen, um das Kochen zu helfen.

4. Kochen Sie den Buchweizen nach den Bundle-Richtlinien

mit dem Kurkuma für 3 Minuten.

5. Die Sesamsamen, Petersilie und Tamari in das gebratene

Essen aufnehmen und mit den Grüns und Fisch präsentieren.

6. Unabhängig davon, ob Sie versuchen, Pfunde zu vergießen oder immer zunehmend vorsichtig mit der Energetisierung Ihres Körpers, ist es zwingend notwendig, Sirtfoods zu verstehen. Sirtfoods sind eine Gruppe von Nährstoffen reich in Ergänzungen, die helfen, Ihre Verdauung zu verwalten, Fett zu konsumieren, und Muskelzukremenz.

Geräucherter Lachs Omelette

(Portion: 2, Kochzeit: 10-20 Minuten, Schwierigkeit: Normal)

Zutaten:

•2 Mitteleier 100 g Räucherlachs, geschnitten

•1/2 TL Kapern

•10 g Rakete, geklammert

•1 TL Petersilie, geklammert

•1 TL natives Olivenöl Extra

Anweisungen:

1. Die Eier in eine Schüssel brechen und gut bestreuen. Lachs, Tricks, Rucola und Petersilie mit einschließen.

2. Das Olivenöl in einer Antihaftpfanne erwärmen, bis es heiß und noch nicht raucht. Die Eimischung einschließen und mit einem Spachtel oder Fischschnitt die Mischung um den Behälter bewegen, bis sie gerade ist. Verringern Sie die Wärme und lassen Sie das Omelett durchkochen. Schieben Sie den Spachtel um die Ränder und bewegen Sie sich nach oben oder falten Sie das Omelett zu gleichen Teilen, um zu dienen.

Getränke & Getränke

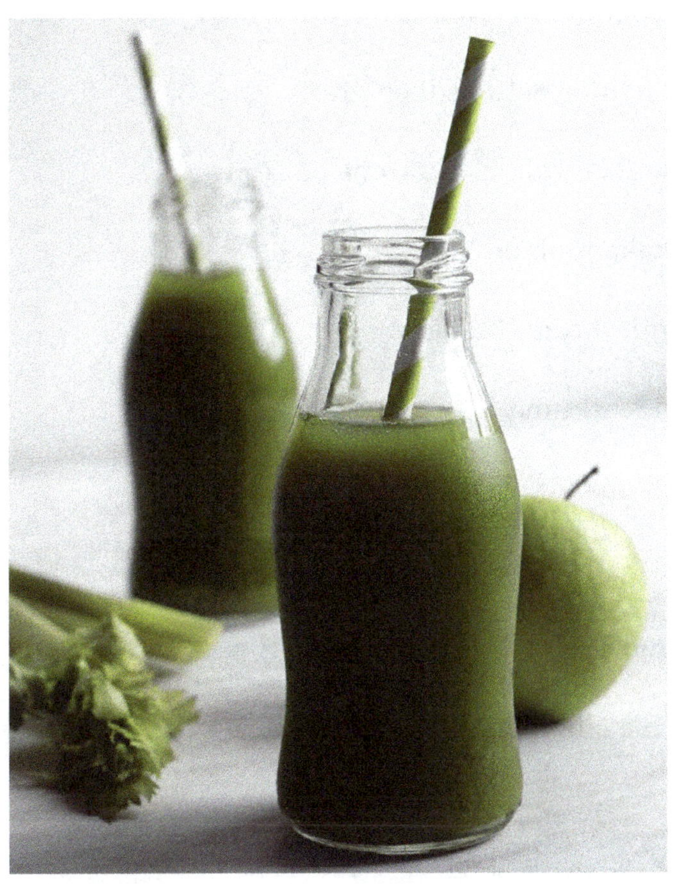

Power Punsch Smoothie

(Portion: 2 Kochzeit: 10 Minuten, Schwierigkeit: Einfach)

Zutaten:

- 100 g Bio-Joghurt aus Kokosöl

- 6 Walnusshälften 8-10 Erdbeeren

- Handful von Grünkohl (Stämme entfernt)

- 1 EL Rohkakaopulver

- 1 Datum mit Boxen (Medjool)

- 1 Teelöffel Kurkuma

- 1-2mm Scheibe Von Vogelauge Chili

- 200 ml ungesüßte Mandelmilch

Anweisungen:

1. Mischen Sie alle Zutaten glatt und servieren.

Datum Protein Smoothie

(Portion: 1 Kochzeit: 10 Minuten, Schwierigkeit: Einfach)

Zutaten:

- 1/2 Tasse gefrorene Erdbeeren
- 3 Stiele Sellerie, gehackt
- 1 Messlöffel Molkenproteinpulver
- 1/3 Tasse griechischer Joghurt
- 2 Medjool-Termine
- 1/2 Teelöffel geriebener frischer Ingwer
- 1 Esslöffel Kokospalmenzucker
- 1 Paket Stevia
- 1 Zitrone, entsaftet
- 1/2 Tasse frischen Grünkohl
- 1/2 Tasse frische Rucola
- 1/2 Tasse grüner Tee

Anweisungen:

1. Machen Sie Tee vorher und lassen Sie es abkühlen.

Zitronensaft, Kern und Datteln in Wasser.

2. Alle anderen Zutaten hacken. Dann die Zutaten in den

Mixer geben und rühren, bis glatt.

Grasshopper Smoothie

(Portion: 1 Kochzeit: 10 Minuten, Schwierigkeit: Einfach)

Zutaten:

•2 große Handvoll Grünkohl

•30 g (eine große Handvoll) Rucola

•5 g (eine sehr kleine Handvoll) Petersilie

•5 g (eine sehr kleine Handvoll) Liebesblätter (optional) große

Stiele aus grünem Sellerie, darunter Blätter eine halbe

mittelgroße grüne Apfelhalbe Zitrone, saftig Matcha - grüner

Tee

Anweisungen:

1. Mischen Sie zusammen (Kale, Rucola, Petersilie und Liebe,

wenn verwendet) dann saften sie aus. Wir stellen fest, dass

beim Saften von Blattgemüse, Entsafter können stark in der

Effizienz variieren und Sie müssen möglicherweise die Reste

zu rejuicing, bevor Sie auf die anderen Zutaten bewegen

können.

2. Das Ziel ist es, etwa 50 ml Saft zu bekommen. Jetzt extrahieren Sie den Saft aus dem Sellerie und Apfel Sie können die Zitrone schälen und durch den Entsafter zu- an dieser Stelle sollten Sie etwa 250 ml Saft insgesamt haben, vielleicht ein wenig mehr. Nur wenn der Saft gemacht ist und bereit zum Servieren, fügen Sie den Matcha-Grüntee hinzu.

3. Gießen Sie eine kleine Menge des Saftes in ein Glas, dann fügen Sie die Matcha und rühren kräftig mit einer Gabel oder Teelöffel Sobald die Matcha gelöst ist, fügen Sie den Rest des Saftes. Geben Sie ihm eine letzte Rührung und Ihr Saft ist bereit zu trinken.

4. Fühlen Sie sich frei, mit klarem Wasser je nach Ihrem Geschmack nachzufüllen.

Sirtfood Smoothie

(Portion: 1, Kochzeit: 35 Minuten, Schwierigkeit: Normal)

Zutaten:

•3 / 8 Tasse (100g) einfachen griechischen Joghurt (oder

vegane Alternative, wie Soja oder Kokosjoghurt)

•6 Walnusshälften

•8 bis 10 mittlere Erdbeeren, geschält eine Handvoll

Grünkohl, Stiele entfernt

•3 / 4 Unze (20g) dunkle Schokolade (85 Prozent Kakao

Feststoffe)

•1 Medjool-Datum, entsteint

•1 / 2 Teelöffel gemahlener Kurkuma dünner Splitter (1 bis

2mm) Thai Chili

•7 / 8 Tasse (200ml) ungesüßte Mandelmilch

Anweisungen:

1. Blitzen Sie alle Zutaten in einem Mixer, bis glatt.

Snacks & Desserts Rezepte

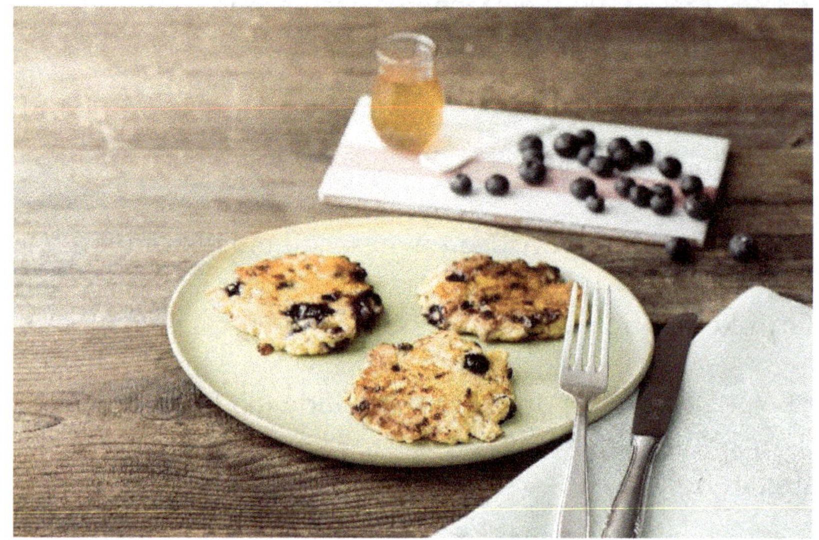

Schokoladen-Schmankerl

(Portion: 2, Kochzeit: 10 Minuten, Schwierigkeit: Einfach)

Zutaten:

•2 gehäufte Teelöffel (20 g) hochwertiges Kakaopulver

•2 TL (10 g) granulierter Zucker

•Einige kochende Wasser

•60 ml Milch

Anweisungen:

1. Kakao und Zucker in einen kleinen Krug geben. Fügen Sie ein wenig Wasser aus dem Wasserkocher, gerade genug, um eine glatte Paste zu machen.

2. Gießen Sie die Milch nacheinander unter gründlichem Rühren ein. Gießen Sie in zwei Schnapsgläser und genießen Sie Ihre Schokolade Hit sofort.

Erdnuss-Energieriegel

(Portion: 16, Kochzeit: 20 Minuten, Schwierigkeit: Einfach)

Zutaten:

•50 g blanchierte (ungesalzene) Erdnüsse

•200 g Jumbo Hafer

•1 Zitronenschale (zuerst in heißem Seifenwasser gewaschen, um das Wachs zu entfernen)

•50 ml leichtes Olivenöl und 30 g Butter

•25 g dunkelbrauner Zucker

•2 gehäufte Esslöffel (50 g) Reismalzsirup

•Saft von 1/2 Zitrone 50 g

•dunkle Schokoladenchips

Anweisungen:

Eine 15 cm quadratische Kuchenpfanne leicht einfetten. Den

Ofen auf 160 °C (140 °C Lüfter/Gas) vorheizen. 2 Erdnüsse,

Hafer und Zitronenschale in einer großen Schüssel verrühren.

In einer kleinen Antihaftpfanne Olivenöl, Butter, braunen

Zucker, Reismalzsirup und Zitronensaft dazugeben. Sanft

erhitzen, die ganze Zeit rühren, bis die Butter geschmolzen ist

und die Zutaten kombiniert haben.

Gefrorene Schokoladentrauben

(Portion: 4, Kochzeit: 15 Minuten, Schwierigkeit: Einfach)

Zutaten:

•50 g hochwertige dunkle Schokolade (70%)

•150 g rote kernlose Trauben

Anweisungen:

1. Eine Silikonschicht oder Backpapier mit einem Backblech auslegen. Die Schokolade in kleine Stücke brechen und in eine kleine, hitzebeständige Schüssel geben. Eine kleine Pfanne Wasser erhitzen, sanft kochen und die Schokoladenschüssel darauf legen. Stellen Sie sicher, dass das Wasser die Schüssel nicht treffen sollte.

2. Erhitzen und mischen Sie die Schokolade, so dass sie langsam schmilzt, und wenn es Klumpen links, entfernen Sie es von der Hitze. Halten Sie die Schokolade rühren, bis es geschmolzen ist (dies wird weiße Flecken oder Blüten auf der Schokolade zu stoppen).

3. Nacheinander die Trauben in die Zulage tauchen, um sie
halbzualten und sofort auf das Backblech zu legen. Für alle
Trauben, weiter. Bevor Sie sie in den Kühlschrank werfen,
lassen Sie die Schokolade bei Raumtemperatur aushärten. Die
Trauben können nach dem Einfrieren in einem geeigneten
Gefrierglas gelagert werden.

4. Servieren Sie in Portionen von 10 bis 12 Trauben auf einmal,
oder nur erreichen und nehmen Sie ein paar, wenn nötig.

Kale Pesto Hummus

(Portion: 12, Kochzeit: 10 Minuten, Schwierigkeit: Einfach)

Zutaten:

- Chickpeas, entwässert und flüssig reserviert – 15 Unzen

- Reservierte Kichererbsenflüssigkeit - .25 Tasse

- Meersalz - .5 Teelöffel

- Tahini Paste - .5 Tasse

- Knoblauch, Hackfleisch – 2 Nelken

- Zitronensaft – 2,5 Esslöffel

- Extra natives Olivenöl - .33 Tasse

- Schwarzer Pfeffer, gemahlen - .5 Teelöffel

- Kale, gehackt und Blätter verpackt – 2 Tassen

- Pine Nüsse – 2 Esslöffel

- Basilikumblätter, verpackt – 1,25 Tassen

- Knoblauch, Hackfleisch – 4 Nelken

- Extra natives Olivenöl - .25 Tasse

Anweisungen:

1. Basilikum, Spinat, Pinienkerne und vier gehackte Knoblauchzehen in die Küchenmaschine geben. Pulsieren, bis es mit den Blättern und Knoblauch fein geschnitten wird.

2. Das Olivenöl eingießen und wieder pumpen, bis es glatt ist. Entfernen Sie das Pesto aus der Schüssel des Küchenarbeiters und legen Sie es beiseite.

3. Tragen Sie die restlichen Zutaten auf die leere Küchenmaschine auf, um den Hummus zu montieren, pulsierend bis glatt. Fügen Sie das vorbereitete Pesto und Pulse hinzu, bevor die beiden gemischt werden.

4. Den Pesto Hummus in eine Schüssel geben oder im Kühlschrank aufbewahren.

Heiße Schokoladentöpfe

(Portion: 4-6 Kochzeit: 20 Minuten, Schwierigkeit: Normal)

Zutaten:

• 5 g Butter oder Kokosöl zum Schmieren

• 100 g dunkle Schokolade (70% Kakaomasse)

• 50 ml Dattelsirup 125 g Butter oder Kokosöl

• 4 mittelgroße Eier, getrennt

• 50 g Kakaopulver (100%)

• Pinch von Meersalz

• 1 EL Kakaofedern

Anweisungen:

1. Heizen Sie Ihren Ofen auf eine Temperatur von 180 ° C/Gas 4 vor. Leicht fetten vier oder sechs (je nachdem, wie dick Sie Ihren Pudding mögen) 6 cm Auflaufplatten.

2. Zucker, Sirup und Butter über eine Pfanne mit köchelndem Wasser in einer hitzebeständigen Schale schichten. Seien Sie wachsam, um das Wasser nicht auf den Boden der Schüssel treffen und lassen Sie es schmelzen. Nach dem Mischen von der Hitze nehmen und abkühlen lassen. Die Eigelbe mit hoher Geschwindigkeit in einem Standmixer oder Schneebesen rühren, bis sie doppelt so groß sind und eine cremige Farbe färben. Kakaopulver und Salz ab7ern und kombinieren, bis sie auf einem niedrigeren Niveau gut vermischt sind. Whisk das Eiweiß mit hoher Geschwindigkeit in einer separaten Schüssel, um weiche Spitzen zu entwickeln - Sie wollen nicht, dass sie stabil sind. Die Eigelbmischung vorsichtig in die Schokolade falten.

3. Nur ein Drittel des Eiweißes einknicken, um die Schokoladenmischung zu schmelzen und den Rest vorsichtig zu falten. Da dies die Mischung wachsen lassen würde, möchten Sie die Luftblasen der Eiweiße halten. In die Auflaufschalen, schaufeln Sie die Mischung oder verwenden Sie einen Rohrsack. Bewegen Sie die Mischung vorsichtig in den Beutel und lenken Sie sie in die Auflaufplatten, so dass am Ende ein Abstand von 1 cm bleibt. Um es sogar aus, verwenden Sie die Rückseite eines Löffels und dann stauben Sie es mit den Kakaofedern.

4. Für 10-12 Minuten backen. Äußerlich hätten sie schön aufstehen und gebacken werden sollen, aber in der Mitte geschmolzen sein sollen.

Schokolade Matcha Energie Kugeln

(Portion: 10, Kochzeit: 20 Minuten, Schwierigkeit: Einfach)

Zutaten:

•100 g weiche Datteln

•100 g blanchierte Mandeln

•50 g hochwertiges Kakaopulver

•1 EL Matcha Grünteepulver + mehr zum Verfeinern

•2 EL Mandelmilch

Anweisungen:

1. Legen Sie die Datteln und Mandeln in eine Küchenmaschine und verarbeiten Sie sie, bis sie zu einer klebrigen Kugel zusammenkommen. Mit einer Gabel den Ball aufbrechen und Schokolade, Matcha und Mandelmilch dazugeben.

2. Mischen Sie, bevor ein großer klebriger Ball auftaucht. Bitte nehmen Sie die Mischung mit großen, häufenden Teelöffeln heraus und rollen Sie sie in kleine kompakte Kugeln.

3. Wiederholen Sie dies, bis 10 oder 12 Bälle für Sie vorhanden sind. Staub über ein bisschen mehr pulverisierte Matcha. Bis zu 2 Wochen bleiben diese Kugeln gekühlt.

Petersilie Hummus

(Portion: 6, Kochzeit: 12 Minuten, Schwierigkeit: Einfach)

Zutaten:

•Chickpeas, entwässert und gespült – 15 Unzen

•Curly Petersilie, Stiele entfernt – 1 Tasse

•Meersalz – .5 Teelöffel Sojamilch, ungesüßt - .5 Tasse

•Natives Olivenöl extra – 3 Teelöffel

•Limettensaft – 1 Esslöffel Rote Paprika Flocken - .5 Teelöffel

Schwarzer Pfeffer, gemahlen - .25 Teelöffel

•Pine Nüsse – 2 Esslöffel

•Sesamsamen, geröstet – 2 Esslöffel

Anweisungen:

1. Die Petersilie und geröstete Sesamsamen in der

Küchenmaschine pulsieren, bis eine dünne, pulverförmige

Textur entsteht. Nieselregen Sie das native Olivenöl extra, bis

es glatt ist, während Sie anfangen zu pulsieren.

2. In der Küchenmaschine die Kichererbsen, Limettensaft und Gewürze und Pulse unter sanftem Rühren in der Sojamilch hinzufügen. Weiter pumpen, bis es glatt und flauschig mit dem Petersilien-Hummus ist.

3. Passen Sie die Gewürze Ihrer Vorlieben an und essen Sie entweder den Hummus oder kühlen Sie ihn.

Bananen-Shake-Schalen

(Portionen: 4 Kochzeit: 5 Minuten, Schwierigkeit: Normal)

Zutaten:

• 4 mittlere Bananen, geschält

• 1 Avocado, geschält, entsteint und püriert

• 3/4 c. Mandelmilch

• 1/2 TL Vanilleextrakt

Anweisungen:

1. In einem Mixer die Bananen mit der Avocado und den anderen Zutaten kombinieren, pulsieren, in Schüsseln teilen und bis zum Servieren im Kühlschrank aufbewahren.

Gebratene Kurkuma-Nüsse

(Portion: 8, Kochzeit: 20 Minuten, Schwierigkeit: Einfach)

Zutaten:

•250 g blanchierte Erdnüsse 1 EL Honig

•1 EL granulierter Zucker 1 Teelöffel gemahlener

Kreuzkümmel

•1 Teelöffel Salz

•1/2 Teelöffel Chilipulver

•1/2 Teelöffel gemahlener Kurkuma

•1/2 Teelöffel geräucherter Paprika

Anweisungen:

1. Den Ofen auf 160 °C (140 °C Lüfter / Gas 3) vorheizen. Ein

Backblech mit einem Silikonblech oder Backpapier auslegen.

2. In einer großen Schüssel die Erdnüsse mit dem Honig vermischen. In einer separaten kleinen Schüssel Zucker, Kreuzkümmel, Salz, Chilipulver, Kurkuma und geräucherten Paprika vermischen. Fügen Sie die Zucker-Gewürz-Mischung zu den Erdnüssen und werfen Sie sie gut, um sie gleichmäßig zu beschichten. Die Erdnüsse auf dem vorbereiteten Backblech verteilen.

3. Etwa 20 Minuten backen, alle 5 Minuten rühren, bis die Beschichtung zu verdicken beginnt. Aus dem Ofen nehmen und vollständig abkühlen lassen

CPSIA information can be obtained
at www.ICGtesting.com
Printed in the USA
BVHW051930240821
615125BV00003B/208